ESSAI

SUR

L'ÉCLECTISME EN MÉDECINE;

THÈSE

Présentée et soutenue à la Faculté de Médecine de Paris, le 12 décembre 1836, pour obtenir le grade de Docteur en médecine;

PAR ÉMILE MASSOULARD, du Dorat,

Département de la Haute-Vienne;

Élève des hôpitaux et hospices civils de Paris.

> Il n'y a point d'éclectique dans les sciences où la simplicité et le petit nombre des faits qui composent chaque théorème rendent la démonstration facile. Il y en a en physiologie comme en pathologie, comme en philosophie générale, par la raison contraire; cela prouve seulement que ces sciences ne sont pas encore faites. (BROUSSAIS, Mémoire sur la philosophie médicale. lu à l'Académie des sciences, le 8 octobre 1832.)

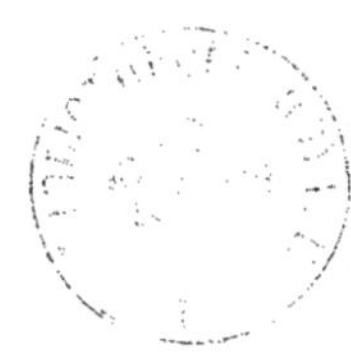

A PARIS,
DE L'IMPRIMERIE DE DIDOT LE JEUNE,
IMPRIMEUR DE LA FACULTÉ DE MÉDECINE,
rue des Maçons-Sorbonne, n° 13.

1836.

FACULTE DE MÉDECINE DE PARIS.

Professeurs.

	MM.
M. ORFILA, Doyen.	
Anatomie	BRESCHET.
Physiologie	BÉRARD.
Chimie médicale	ORFILA.
Physique médicale	PELLETAN.
Histoire naturelle médicale	RICHARD, Suppléant.
Pharmacologie	DEYEUX.
Hygiène	DES GENETTES.
Pathologie chirurgicale	MARJOLIN. GERDY.
Pathologie médicale	DUMÉRIL. ANDRAL, Président.
Anatomie pathologique	CRUVEILHIER.
Pathologie et thérapeutique générales	BROUSSAIS.
Opérations et appareils	RICHERAND.
Thérapeutique et matière médicale	ALIBERT, Examinateur.
Médecine légale	ADELON, Examinateur.
Accouchemens, maladies des femmes en couches et des enfans nouveau-nés	MOREAU.
Clinique médicale	FOUQUIER. BOUILLAUD. CHOMEL. ROSTAN.
Clinique chirurgicale	JULES CLOQUET. SANSON (aîné), Examinateur. ROUX. VELPEAU.
Clinique d'accouchemens	DUBOIS (Paul).

Professeur honoraire.

M. DUBOIS.

Agrégés en exercice.

MM.	MM.
BÉRARD (Auguste).	JOBERT.
BOUCHARDAT.	LAUGIER.
BOYER (Philippe).	LESUEUR.
BROUSSAIS (Casimir), Examinateur.	MÉNIÈRE.
BUSSY.	MICHON, Suppléant.
DALMAS.	MONOD.
DANYAU.	REQUIN.
DUBOIS (Frédéric), Examinateur.	ROYER-COLLARD.
GUÉRARD.	ROBERT.
GUILLOT.	VIDAL.

Par délibération du 9 décembre 1798, l'École a arrêté que les opinions émises dans les dissertations qui lui seront présentées doivent être considérées comme propres à leurs auteurs, et qu'elle n'entend leur donner aucune approbation ni improbation.

A MON PÈRE

ET

A MA MÈRE.

É. MASSOULARD.

ESSAI

SUR

L'ÉCLECTISME EN MÉDECINE.

« Quemadmodum ii, qui in veritate inquirendâ, omni posito præjudicio, nullius opinionis servi sunt, sed libero animo solidoque judicio cuncta perpendunt, de opinionibus prudenter dubitant, et nil, nisi quod clarum, facile, simplex atque intellectui planum est, amplectuntur, et optima quæque ex omnibus seligunt, laude digni sunt : ità quoque cordati medici est, nulli sectæ, vel hypothesi, in totum se mancipare, sed potiùs omnia suis examinare ponderibus, et quæ usui sunt ac veritati consentiunt, seligere, variis opinionibus, quæ perniciosarum dissentionum in praxi et theoriâ genetrices sunt, rejectis et prorsùs repudiatis. (*Fred. Hoffmanni* opera omnia, tom. I, prolegomena, cap. VI de Medicinâ eclecticâ, § I, p. 20.) »

Il semble, au premier abord, que rien n'est facile comme de traiter un point de philosophie médicale; et cependant, après avoir relu ma thèse, j'ai été tenté d'en faire justice. Je me voyais avec peine en désaccord avec des hommes qui, par les services qu'ils ont rendus à la science, se sont acquis le droit de placer leur opinion sur des bases solides. Pourquoi n'ai-je pas suivi ma première idée? C'est qu'en vérité, je dois le dire, je craignais de faire plus mal encore.

Pour gagner un titre de docteur, il me fallait une thèse. Quel sujet choisir? Un point de pathologie spéciale? Mais quelque spécialité que j'eusse adoptée, j'avais nécessairement de la théorie à faire; j'avais, implicitement ou explicitement, à adopter les idées de M. un tel, et à rejeter celles de M. un tel. Faire des propositions? Une thèse en propositions m'a toujours semblé, même avant de me mettre à l'œuvre, quelque chose de fort difficile et de fort épineux. L'épreuve que j'en fais pour la chirurgie n'a pas contribué à me faire revenir de ma première opinion, et je souhaite de toute mon âme qu'elle ne me soit pas funeste.

Je me trouvais donc dans une singulière perplexité : d'un côté, forcé de reconnaître que ce que j'avais fait n'était pas, tant s'en faut, à l'abri de tout reproche; de l'autre, entrevoyant que je pourrais faire beaucoup plus mal. Dans cette alternative, j'ai préféré laisser vivre jusqu'au grand jour ces misérables pages, me réservant d'implorer pour elles l'indulgence de mes maîtres, bien convaincu que leur simple inspection suffirait pour justifier ma demande.

On me reprochera peut-être de n'avoir pas ménagé les citations. A cela je répondrai : 1° pour l'histoire des systèmes que j'ai cru devoir faire entrer dans ma thèse, je ne pouvais pas la faire de mon propre chef, attendu que je n'ai pas eu le temps de l'approfondir, et qu'un coup d'œil jeté de loin en loin sur un auteur ne suffit pas pour donner du système de l'auteur une notion précise. J'ai donc dû choisir parmi les auteurs classiques celui que beaucoup d'écrivains ont pris pour modèle. 2° Pour la discussion à laquelle je me suis livré relativement à l'éclectisme, mon inexpérience m'a inspiré la crainte bien naturelle de rendre mal, par une analyse, les idées que j'avais à combattre ou à adopter.

Lorsque plusieurs faits se sont accomplis, il est dans la nature de l'esprit humain de les rapprocher, afin de voir en quoi ils se ressemblent et en quoi ils diffèrent. C'est par cette méthode que l'on rend l'observation présente fructueuse pour l'observation à venir ; c'est par l'étude de ces rapports que l'on arrive, au moyen de l'induction, à établir des principes, à formuler des lois : alors se posent les bases des sciences ; et ces bases, on le comprend, sont plus ou moins solides, suivant que l'observation qui les établit est elle-même plus ou moins bien faite.

Ainsi, observer, déduire de l'observation des principes généraux, telle est la marche que l'homme a suivie dans l'étude des sciences ; telle a été aussi la manière de procéder en médecine : empirisme d'abord, dogmatisme ensuite.

Mais l'empirisme pur ne saurait satisfaire l'esprit : marchant au hasard et sans opinion arrêtée, il place son adepte dans une continuelle incertitude, en le forçant à ne voir que le fait qu'il observe aujourd'hui, et à oublier l'observation d'hier. L'empirisme raisonné n'est plus l'empirisme. Redoutant la qualification d'éclectique qu'ils avaient cherché à rendre ridicule, ses partisans ont préféré ce nom, mais ils ne peuvent le garder sans se jouer des mots; car du moment où l'empirique raisonne, il cesse d'être empirique. L'empirisme véritable n'a donc dû régner que dans les premiers temps de la science, et je n'ai pas à m'en occuper.

Il est une autre doctrine qui se qualifia d'empirisme, et qui est venue se placer en face du dogmatisme : cette doctrine dément son nom à chaque pas; mais ce n'était point à moi à élever une discussion sur la validité de ses titres : j'ai dû l'étudier telle qu'elle se présentait à mon observation.

Il m'a semblé que je ne pouvais pas établir les bases de l'éclectisme sans rappeler en quelques mots les principes des doctrines qui l'ont précédé ; c'est pourquoi je place ici l'exposé du dogmatisme, de l'empirisme, du pneumatisme et du méthodisme.

A. *Du dogmatisme.* Aussitôt que l'observation eut fourni en médecine un assez grand nombre de faits, on ne tarda pas à reconnaître qne ces faits n'étaient pas isolés, et qu'avec leur aide on pouvait former une science.

Il était réservé à *Hippocrate* de puiser le premier avec fruit dans la mine féconde de l'observation, et d'unir les matériaux qu'il en retirait par les inductions que pouvait lui fournir une logique sévère. C'est ce grand homme qui fonda le *dogmatisme.* Craignant de donner une idée fausse de cette doctrine, j'emprunterai à *Celse* (*De re medicâ*, lib. I.) l'exposition de ses principes.

« Igitur ii qui rationalem scientiam profitentur, hæc necessaria esse proponunt abditarum et morbos continentium causarum notitiam ; deindè evidentium ; post hæc etiam naturalium actionum ; novissimè partium interiorum. Abditas causas vocant, in quibus requiritur, ex quibus principiis nostra corpora sint, quid secundam, quid adversam valetudinem faciat. Neque enim credunt posse eum scire quomodò morbos curare conveniat, qui undè hi sint ignoret. Neque esse dubium, quin aliâ curatione opus sit, si ex quatuor principiis vel superans aliquid vel deficiens adversam valetudinem creat ; ut quidam ex sapientiæ professoribus dixerunt : aliâ, si in humidis omne vitium est ; ut *Herophilo* visum est : aliâ, si in spiritu ; ut *Hippocrati :* aliâ, si sanguis in eas venas, quæ spiritui accommodatæ sunt, transfunditur, et inflammationem, quam Græci φλεγμονην nominant, excitat ; eaque inflammatio talem motum efficit, qualis in febre est ; ut *Erasisto* placuit : aliâ, si manantia corpuscula per invisibilia foramina subsistendo, iter claudunt ; ut *Asclepiades* contendit........

« Evidentes verò eas (*causas*) appellant, in quibus quærunt, initium morbi calor attulerit, an frigus ; fames, an satietas ; et quæ similia sunt. Occursurum enim vitio dicunt eum, qui originem non ignoravit. Naturales verò corporis actiones appellant, per quem spiritum trahimus et emittimus ; cibum potionemque et assumimus, et concoquimus; itemque, per quas eadem hæc in omnes membrorum partes digeruntur. Tùm requirunt etiam, quarè venæ nostræ modò submittant se, modò attollant; quæ ratio somni, quæ vigiliæ sit : sine quorum notitia, neminem putant vel occurrere, vel mederi morbis, inter hæc nascentibus, posse. Ex quibus quia maximè pertinere ad rem concoctio videtur, huic potissimùm insistant, et, duce alii *Erasistrato*, teri cibum in ventre contendunt; alii, *Plistonico*, *Praxagoræ* discipulo, putrescere; alii credunt *Hippocrati*, per calorem cibos concoqui; acceduntque *Asclepiadis* æmuli, qui, omnia ista vana et supervacua esse proponunt : nihil enim concoqui, sed crudam materiam, sicut assumpta est, in corpus omne diduci.....

« Præter hæc, cùm in interioribus partibus et dolores et morborum varia genera nascantur, neminem putant his adhibere posse remedia, qui ipsas ignoret. Necessarium ergo esse incidere corpora mortuorum, eorumque viscera atque intestina scrutari. »

Il y a dans cet exposé des préceptes qui conviennent à toutes les générations médicales; et si le dogmatisme se fût attaché à rechercher par l'observation quelles sont les conditions de la bonne et de la mauvaise santé; s'il se fût imposé la loi de faire entrer dans un cadre aussi large que la science qu'il devait embrasser toutes les conditions du problème qu'il se proposait de résoudre, nul doute qu'il n'eût à tout jamais tranché le nœud des doctrines médicales : tout se serait fondu autour de lui.

Mais, au lieu de cela, que fait-il? Il place toute la médecine dans un de ses coins. Pour l'un, les humeurs sont tout; pour l'autre, c'est l'air; un troisième, pour former l'inflammation, fait cheminer du sang dans les artères, qui, dans l'état normal, ne devaient admettre que de l'air; un autre, enfin, s'en prend à de petits corps qu'il place *per invisibilia foramina*, et qu'il accuse de tout le mal.

Une invincible tendance à tout ramener à l'unité domina de tout temps la médecine; elle fut la mère de tous les systèmes, et la cause de leurs erreurs. Or, l'unité n'est possible dans une science que lorsque les parties qui la constituent restent toujours dans un état donné, ou n'éprouvent qu'une série de changemens que la théorie explique par les lois ordinaires. Ces conditions se trouvent-elles dans la médecine? Et sans puiser une réponse dans ces aberrations journalières des formes morbides que chaque jour voit naître, sans qu'on soit pour cela fixé sur leur compte, qui peut expliquer, par une théorie quelle qu'elle soit, ces maladies épidémiques qui échappent à toutes les doctrines?

Ce n'est donc point dans le dogmatisme, tel qu'il est généralement compris, que se trouve la vérité. Il faut en médecine, pour être dans le vrai, une théorie plus vaste, une théorie qui se prête à tout, même à ce qu'elle ne peut pas expliquer; une théorie enfin qui ne force pas la nature.

B. *De l'empirisme.* — Avant d'entreprendre l'histoire de l'empirisme, j'éprouve le besoin d'examiner une question préjudicielle. On a dit : « L'empirisme ne cherchait pas à coordonner les faits d'après un petit nombre de principes; il ne voulait pas systématiser les faits, donc il ne constituait pas un système. » (*Dubois* d'Amiens, Pathologie générale, t. I, p. 259.) Il me semble qu'on peut être systématique de deux manières différentes : 1° ou bien en s'efforçant de rattacher tous les faits observés à un petit nombre de principes; 2° ou bien en observant les faits pour en déduire des principes. Or, si l'empirisme des anciens ne procédait pas de la première manière, nul doute qu'il suivait la seconde méthode. Pour prouver ce que j'avance, j'invoquerai le témoignage de M. *Dubois* lui-même. En effet, dans le même volume, page 257, il dit : « On pouvait encore (d'après les empiriques) prendre pour guide ce qu'ils nommaient l'*analogisme*, c'est-à-dire qu'on devait chercher si les symptômes de la maladie nouvelle n'avaient pas d'analogie avec ceux de quelque maladie connue, et traitée d'ailleurs avec succès, afin de recourir au même traitement. » Or, je le demande, n'est-ce pas là systématiser? J'arrive à l'histoire de l'empirisme.

Ce fut vers le troisième siècle avant J.-C. que *Philinus*, de Cos, et *Sérapion*, d'Alexandrie, cherchèrent à faire prédominer leurs principes.

« Contra ii (c'est toujours *Celse* qui parle) qui se εμπιριχους ab experientiâ nominant, evidentes quidem causas, ut necessarias, amplectuntur : obscurarum verò causarum, ut naturalium actionum, quæstionem ideò supervacuam esse contendunt, quoniam non comprehensibilis natura sit; non posse verò comprehendi, patere ex eorum, qui de his disputârunt, discordiâ, cùm de istâ re, neque inter sapientiæ professores, neque inter ipsos medicos conveniat, cur enim potiùs aliquis *Hippocrati* credat quàm *Herophilo?* Cur huic potiùs, quàm *Asclepiadi?* Si rationes sequi velis, omnium posse videri non improbabiles; si curationes, ab omnibus his ægros perductos esse ad sanitatem. Ista neque disputationi, neque auctoritati cujusquam fidem derogari oportuisse.....

« Differre quoque pro naturâ locorum genera medicinæ; et aliud opus esse Romæ, aliud in Ægypto, aliud in Galliâ. Quòd si morbos eæ causæ facerent, quæ ubique eædem essent, remedia quoque ubique eadem esse debuisse. Sæpe etiam causas apparere, ut puta lippitudinis, valueris; neque ex his patere medicinam, quòd si scientiam hanc non subjiciat, evidens causa, multò minùs eam posse subjicere, quæ in dubio est. Cùm igitur illa incerta, incomprehensibilis sit, à certis potiùs et exploratis petendum esse præsidium, id est iis quæ experientia in ipsis curationibus docuerit; sicut in ceteris omnibus artibus...

« Repertis deindè jàm remediis, homines de rationibus eorum disserere cœpisse : nec post rationem, medicinam esse inventam; sed post inventam medicinam rationem esse quæsitam. Requirere etiam, ratio idem doceat quod experientia, an aliud : si idem, supervacuam esse; si aliud, etiam contrariam. Primò tamen remedia exploranda summâ curâ fuisse; nunc verò jàm explorata esse : neque aut nova genera morborum reperiri, aut novam desiderari medicinam. Quòd si jàm incidat mali genus aliquod ignotum, non ideò tamen fore medico de rebus cogitandum obscuris; sed eum protinùs visurum, cui morbo id proximum sit; tentaturumque remedia similia illis, quæ vicino malo sæpè succurrerint, et per ejus similitudinem opem reperturum. Neque enim se dicere, consilio medicum non egere, et irrationale animal hanc artem posse præstare; sed has latentium rerum conjecturas ad rem non pertinere, quia non intersit quid morbum faciat, sed quid tollat..... »

L'anatomie n'apprend rien : pratiquée sur le vivant, la dissection est atroce et inutile. « Nam calorem lævorem, mollitiem, duritiam, similiaque omnia, non esse talia, inciso corpore, qualia integra fuerint. » Si l'on a affaire à un cadavre, il est absurde de supposer que l'organisme s'y trouve dans les mêmes conditions que sur l'homme vivant : « Neque quidquam esse stultius, quàm quale quid vivo homine est, tale existimare esse moriente, immò jàm mortuo..... Ob hæc ne mortuorum quidem lacerationem necessariam esse; quæ, etsi non crudelis, tamen fœda sit, cùm aliter pleraque in mortuis se habeant; quantùm verò in vivis cognosci potest, ipsa curatio ostendat. »

Est-il possible de trouver quelque part des idées plus fausses, une logique plus faible? Ne doit-on pas s'étonner de rencontrer dans l'histoire de la médecine un système qui ose poser en principe que l'étude de la physiologie est chose superflue : *quia non comprehensibilis natura sit !* Eh quoi !, vous voulez étudier un organisme malade, et vous ne vous mettez point en peine de ce qui constitue l'intégrité de cet organisme; vous voulez agir sur lui par des modificateurs, et vous ne saurez point quel changement ces modificateurs lui impriment dans l'état ordinaire des choses ! Vous avez à apprécier la cause d'une lésion fonctionnelle dont la traduction matérielle vous échappe, parce que l'organe est profondément placé et se dérobe à vos regards, et vous ne chercherez pas à constater quelles conditions peuvent entraîner les symptômes que vous observez ! Non, non, dites-vous, la nature est incompréhensible ; les éternelles disputes des médecins le prouvent assez. Pitoyable raison pour justifier une coupable paresse !

A côté de ces idées si fausses, s'en trouve une dont la vérité a été reconnue par tous les bons observateurs, à savoir, la différence des maladies suivant la différence des lieux.

Vient ensuite la doctrine de l'analogisme appliqué à la thérapeutique, doctrine éminemment vicieuse, parce qu'elle ne laisse plus d'espoir au médecin dans le cas où le remède qui lui a réussi autrefois ne lui réussirait plus aujourd'hui. Elle ne lui laisse plus d'espoir, car elle n'établit d'analogies qu'entre les médicamens, et que, par un autre principe du même système, il est interdit de s'inquiéter de l'analogie qui peut se rencontrer entre les organismes.

Enfin, une conséquence forcée du rejet de la physiologie, c'est la proscription de l'anatomie, c'est-à-dire, en deux mots, que l'empirisme repousse les deux plus fermes argumens de la médecine établie comme science exacte.

C. *Du méthodisme.* Cette doctrine eut pour fondateur *Thémison*, de Laodicée, un des successeurs d'*Asclépiade.* Elle s'établit alors que régnaient le dogmatisme et l'empirisme (1er siècle de l'ère chrétienne). *Thémison* pose en principe que la connaissance des causes morbides n'est point nécessaire, et qu'il ne faut faire attention qu'à ce que les maladies ont de commun entre elles. Selon lui, la médecine est une *méthode qui conduit à connaître avec évidence ce que les maladies ont de commun entre elles.* Il reconnaît trois genres des maladies, à savoir : 1° le genre resserré, *strictum;* 2° le genre relâché, *laxum;* 3° le genre mixte. Les principaux méthodistes furent : *Proculus, Eudème, Vectius Valens, Thessalus, Soranus, Cælius Aurelianus,* etc. *Thessalus* fit quelques changemens à la doctrine méthodique, et en a même été regardé comme le chef. Quelques auteurs ont cru trouver en lui l'inventeur de la métasyncrise, tandis que d'autres attribuent cette découverte à *Cassius,* un des disciples d'*Asclépiade,* antérieur à *Thessalus.* Ce dernier reste toujours comme ayant le premier donné le précepte de l'*abstinence de trois jours* au début de toutes les maladies. Un des dogmes fondamentaux du méthodisme, c'est la proscription des purgatifs, qui, disaient-ils, en évacuant les matières corrompues chez des individus sains, altèrent ce qui ne l'était pas, produisent le *laxum,* et conséquemment ne peuvent que nuire. *Cælius Aurelianus* est le seul auteur ancien qui puisse donner une idée complète de ce qu'était la médecine méthodique.

Je ne parlerai point ici de la classification des maladies dans cette doctrine. On conçoit, d'après les bases admises, combien elle était incomplète. Quant à la thérapeutique, elle consistait dans l'emploi des relâchans (saignées, ventouses, sangsues, fomentations émollientes, cataplasmes, onctions à l'extérieur), des resserrans (air frais, eau froide, oxycrat), des moyens hygiéniques; de la gymnastique pendant la convalescence. Dans les maladies de long cours, les méthodistes employaient une méthode particulière. Voici comment cette méthode est exposée dans la préface des Œuvres de *Cœlius Aurelianus*, édition de *Haller*, Lausanne, 1774.

« Verùm quod peculiare omninò sibi habeant methodici, *cycli* erant, seu diuturnus remediorum et auxiliorum ad certum finem temperatorum usus : ejusmodi cyclos faciebant duorum generum : primum *recorporativum*, seu *metasyncriticum*, quo tota corporis temperies mutaretur; alterum *resumptivum*, quo vires restituerentur. Eos cyclos alternatim adhibebant, modò præmisso recorporativo, modò resumptivo. Sed per exempla rectiùs intelligetur, quæ sint nostræ longæ curationes. In cephaleâ à cyclo resumptivo incipit. Primo die æger cibo abstineat, vel parcissimo utatur; altero leniter corpus exerceat, et ungatur, et cibum capiat, sed parcum, oleraceum, pisces teneros, aviculos, cerebrum, quod videtur noster pro facili habere alimento, hæc per biduum. Indè addit cibo, aves imperat, turdos, columbarum pullos. Post tres iterùm dies denuò cibo addit, et nunc leporum carnes permittit et caprearum. Sic etiam in dies vini portionem auget et gestationem et exercitium. Alibi cyclum resumptivum per alimenta distribuit, ut præcedant quorum media est qualitas, tum volatilia, porrò agrestia, deniquè caro porcina.

« Huic cyclo peracto succedit alter *metasyncriticus*. Primo die iterùm abstinentia, altero balneum, gestatio, unctio, panis una tertia pars ejus quam solitus erat ægrotus sumere. Acria vina, sinapi, olivas, cappares, pulmentum falsum, vinum. Ita porrò subindè ponderi cibi potûsque addit tertio quartoque die, et a piscibus ad aves, ab istis ad agrestium animalium et porcorum carnes adscendit :

dropacem et paroptesin seu excalefactionem, et alia externa auxilia conjungit.

« Subjungebat isti tertium cyclum, à quo ad drimyphagiam transiret, et vomitum nunc raphano movit, vel acto etiam scillino, et aquâ tepidâ vomitum adjuvat; à vomitu ægrotum absque cibo dimittit.

« Ita per aliquot dierum intervalla reddit ad vomitum, additis etiam herbis acribus aromaticis. Indè ad cyclum metasyncriticum redit et ad drimyphagiam. »

Les reproches que j'ai adressés au dogmatisme, je pourrais les rappeler à propos du méthodisme, car il n'envisage la médecine que sous une de ses faces, négligeant complètement toutes les autres.

Lorsque les principes pathologiques sont faux, il est bien rare que la thérapeutique ne se ressente pas de cette fausseté. Cela est vrai surtout pour le méthodisme.

Partant de ce point, que l'on ne devait connaître que ce que les maladies ont de commun entre elles, il posa pour elles un traitement commun, une sorte de panacée universelle. Or, si j'ai eu raison de dire que dans l'état actuel de la médecine il était impossible de ramener tous les faits à une unité, je dois aussi être fondé à ajouter que les formules en thérapeutique sont des non-sens. Comment! une maladie présente un grand nombre de variations suivant les circonstances qui l'accompagnent, et l'on voudrait appliquer à cette maladie une formule de traitement toujours identique? C'est là, ce me semble, un choquant contre-sens.

D. *Du pneumatisme.* Au temps où le méthodisme dictait ses lois, il se trouva des hommes qui, ne pouvant se refuser à étudier les causes des maladies, transplantèrent en médecine le pneuma de *Platon*, d'*Aristote*, d'*Érasistrate*, et ce fut à l'aide de ce principe de nature immatérielle, qu'ils expliquèrent les maladies. *Athénée*, d'Attalie, qui pratiqua la médecine à Rome, fut le fondateur de ce système. Nous n'avons de lui que quelques chapitres cités par *Oribase*, et qui ne donnent en aucune façon une idée de son système. C'est dans *Arétée*, qui, après avoir partagé les principes de la secte pneumatique, embrassa l'éclectisme, que nous trouvons quelques données sur le pneuma : le centre en est dans le cœur ; de ses qualités dépendent la nature de la plupart des maladies ; et, selon qu'il est dense, trouble et humide, ou bien faible, ou bien sec et ténu, ou bien froid et sans activité, etc., on aura des obstructions de la rate, des vertiges et l'épilepsie, la pleurésie, la passion iliaque, etc.

Je n'ai pas besoin de redire ici que le pneumatisme ne saurait être la représentation de la vérité ; cela ressort assez de ce que j'ai dit plus haut.

Me voilà donc arrivé à une époque où, pour le médecin observateur, il s'agissait, au milieu de systèmes divergens, de reconnaître s'il en était un qui se rendait le fidèle interprète de la vérité ; or, dans une science toute d'observation, comme la médecine, le seul moyen de trancher la question c'est de recourir à l'observation. Eh bien (je parle ici d'après ma propre expérience), que l'on mette à la tâche un individu qui étudiera les faits sans arrière-pensée, qu'arrivera-t-il? Bien certainement cet individu reconnaîtra qu'il doit mettre en ligne de compte et peser avec impartialité soit les causes, soit les symptômes, soit le traitement ; qu'il doit s'aider de la physiologie et de l'anatomie comme de deux puissans auxiliaires ; il reconnaîtra que s'il faut admettre les choses évidentes, il ne faut pas rejeter ce que les ressources actuelles de la science ne permettent pas d'expliquer, lorsqu'une observation rigoureuse lui aura appris que ces choses obscures existent réellement. Pour les causes des maladies, par exemple, le plus souvent leur nature nous échappe, et alors nous sommes forcés de reconnaître des causes dont nous ne savons que le nom : ainsi, lorsqu'à une époque donnée on verra naître des maladies qui, toutes ou presque toutes, présenteront le même cachet, et que cependant il n'y aura dans les causes apparentes rien que d'ordinaire, que fera l'observateur? Ne sera-t-il pas tout naturellement porté à admettre quelque chose (constitution médicale, idiosyncrasie, qu'importe le nom?) qui lui échappe? Il lui donnera un nom à ce quelque chose. Pour cela l'admettra-t-il comme un être existant par lui-même? Mais non, mille fois non ; ce quelque chose, ce sera pour lui la cause inconnue d'un effet connu, ce sera une modification des lois de la nature; ce sera, pour le médecin, ce que l'électricité est pour le physicien. L'observateur ne l'abstraira pas de la matière, mais il le regardera comme une de ses modifications spéciales.

Le physicien connaît-il la nature de l'électricité? pas plus que le médecin ne connaît la nature de l'idiosyncrasie; seulement il a vu un effet produit, et il a recherché dans quelles conditions se trouvait la matière au moment de la production de cet effet. Il a posé ces conditions; il en a calculé le nombre et les modifications, et il en a déduit les lois. Il faudrait donc que les médecins suivissent la même marche pour arriver au même résultat; il faudrait qu'ils recherchassent dans quelles conditions météorologiques, organiques, ou autres, se trouvent placés les individus qui contractent une maladie donnée; il faudrait soumettre les modifications que l'on reconnaîtrait à un calcul exact et rigoureux. Au lieu de cela, qu'a-t-on fait? on a été demander l'explication de la cause inconnue à un pneuma, sorte d'être que l'on reconnaissait par avance trop subtil pour pouvoir le soumettre à notre observation; à l'astrologie, qui nous place sous l'influence d'un fatalisme dont nous ne pouvons prévoir les coups qu'à l'aide d'un autre fatalisme qu'il n'est pas en notre pouvoir d'acquérir; à un état particulier des humeurs que l'on admet *à priori*, sans l'avoir observé; à un principe vital, dont on se drape sans s'inquiéter d'où il vient et où il va. Or, je dois le dire, car c'est pour moi un article de foi médicale : *dans un organisme où tout est matériel, comme l'organisme humain, on ne doit, on ne peut admettre comme modificateurs que des principes matériels; si l'on ne connaît pas le mode d'action, ou même la nature de ces principes, il faut faire des recherches, et l'on devra nécessairement arriver à un résultat positif.*

Ce que je viens de dire pour les causes des maladies, je pourrais le répéter pour les symptômes; mais je me propose de revenir sur cette question à la fin de ma thèse. Si j'ai commencé à la traiter maintenant, c'est pour établir les bases de l'éclectisme.

Je rappellerai à ce sujet l'épigraphe de ma thèse : « Il n'y a point « d'éclectique dans les sciences où la simplicité et le petit nombre « de faits qui composent chaque théorème rendent la démonstration « facile. Il y en a en physiologie comme en pathologie, comme en « philosophie générale, par la raison contraire; cela prouve seulement « ment que ces sciences ne sont pas encore faites. » (*Broussais*).

C'est, en effet, parce qu'il y a encore beaucoup de choses à faire en médecine que l'éclectisme est nécessaire, indispensable; on peut dire qu'il a été nécessaire dans toutes les sciences naturelles pour en poser les bases. C'est ce que M. *Guérin* me paraît avoir bien démontré; et cependant combien d'attaques n'a-t-on pas dirigées contre lui! Examinons maintenant ces attaques.

M. *Broussais* a, dans le Mémoire que je viens de citer, résumé ses objections de la manière suivante :

« Pour distinguer le bon du mauvais, dans les doctrines, il ne faut « pas seulement une forte intelligence, que, certes, le nom d'éclec- « tique ne saurait donner; il faut le temps, avec les découvertes qu'il « amène péniblement à sa suite. » Il me semble que ce reproche peut s'adresser à tous les systèmes possibles, puisque chacun d'eux a pour but de montrer que ce qu'il dit est vrai, et que ce qui a été dit dans un sens contraire est faux. Quant à l'influence du temps et du progrès sur les doctrines médicales, l'éclectisme est loin de la nier; il l'invoque, au contraire, à chaque instant.

« Les observateurs, les expérimentateurs sont les véritables éclec- « tiques, puisqu'ils passent leur vie à la vérification des faits connus, « à leur rectification, et par conséquent à la recherche des faits « nouveaux. » Le reproche le plus grave qu'on ait cru diriger contre les éclectiques, c'est qu'ils ne sont rien autre chose que des observateurs, des expérimentateurs. Je demande qu'il me soit permis de penser que l'observation et l'expérimentation ne sont que des méthodes pour arriver à un système, et non point un système. Ma manière de voir à ce sujet est appuyée par ce fait, que tous les fondateurs de systèmes ont invoqué en leur faveur une rigoureuse observation des faits. Or, lorsque *Hippocrate* dit oui, et que *Galien* dit non, prétendant l'un et l'autre avoir l'appui des faits, il faut bien rechercher lequel des deux a tort ou raison. Pour décider cette question, on pèse, on examine les faits ; mais, afin de rendre cet examen fructueux, il est bien clair qu'il ne faut garder aucun penchant en faveur de l'une des deux parties mises en cause; ou bien encore ne pas avoir soi-même une manière de voir arrêtée à l'avance. Eh bien! c'est cette position neutre et très-difficile à tenir que l'éclectique veut prendre.

« Mais tous n'y procèdent pas avec une habileté pareille, continue « M. *Broussais ;* tous n'ont pas le bonheur de tirer de leurs observa- « tions des inductions sévères et irréfragables. » C'est là la base de l'éclectisme, et non point un argument contre lui : car, s'il se trouvait un homme dans les doctrines duquel n'entreraient que des inductions sévères et irréfragables, tirées de l'observation, l'éclectisme serait un non-sens, la science serait faite.

Un peu plus bas, M. *Broussais* dit que le titre d'éclectique est *un titre présomptueux pour le jeune néophyte.* Ce reproche devait m'inspirer une grande défiance de moi-même, et me porter à rechercher tout d'abord s'il était fondé. Or, je me suis demandé ce qui arriverait si j'adoptais telle ou telle doctrine, à l'exclusion de telle ou telle autre? Ceux dont je rejetterais les principes ne me donneraient-ils pas le titre de néophyte présomptueux? Il m'a donc semblé que je serais bien moins présomptueux si je tenais compte de l'expérience de chacun, pour la mettre en parallèle avec celle de notre époque; et c'est ce que j'ai fait.

Dans un ouvrage récent sur la philosophie médicale, M. *Bouillaud* dit en note : « Plus j'y ai réfléchi, et plus, je l'avoue, il m'a été im- « possible de trouver un sens précis au mot éclectisme, en tant que « considéré comme un des élémens de la méthode expérimentale et

« rationnelle. » Or, voici ce que disait M. *Bouillaud* en 1831 : « Si l'é-
« clectisme consiste à choisir une doctrine intermédiaire entre deux
« systèmes opposés, exclusifs en sens opposé, et qui ne pèchent l'un
« et l'autre que parce qu'ils s'excluent réciproquement, d'une ma-
« nière trop absolue, assurément nous nous prononcerons pour l'é-
« clectisme. Ainsi, par exemple, au lieu d'adopter exclusivement le
« solidisme ou l'humorisme, nous reconnaîtrons la doctrine qui con-
« siste à admettre que les solides et les liquides sont les uns et les au-
« tres susceptibles d'altérations, et nous la reconnaîtrons, cette doc-
« trine, parce que d'incontestables faits lui servent d'appui, et la *lé-*
« *gitiment* pour ainsi dire à nos yeux. En un mot, si, éclairé du flam-
« beau de l'expérience, de la raison et d'une saine critique, l'éclec-
« tisme a pour but de rechercher dans tous les systèmes, dans tou-
« tes les doctrines, les vérités qui peuvent y être renfermées, et de
« construire avec ces vérités un système qui soit une fidèle représen-
« tation de toutes nos connaissances à une époque donnée de la
« science ; si tel est, nous le répétons, l'objet de l'éclectisme, nous ne
« pensons pas qu'il puisse trouver un seul contradicteur. »

Définition de l'éclectisme. L'éclectisme est donc un système utile, je dirai même un système nécessaire. Je pourrais ajouter que c'est celui qui conduit à moins de mécomptes, par cela seul que, jugeant les principes d'après les faits et non les faits par les principes, il n'est point astreint, dans une circonstance donnée, à se renfermer dans telle ou telle méthode de traitement. Il reconnaît que, dans le plus grand nombre des maladies, le traitement ne saurait être le même dans tous les cas, et même dans toutes les périodes d'une même maladie. En employant telle ou telle médication dans tel ou tel cas, il ne craint donc pas de se contredire, et cela est beaucoup; car si l'on parcourt l'histoire des systèmes, on voit que leur écueil, c'est le lit du malade.

On a défini l'éclectisme de différentes manières. A ce sujet, M. *Ribes* (Discours sur l'éclectisme médical, prononcé à l'ouverture du cours d'hygiène de la Faculté de médecine de Montpellier, 1829, p. 28), s'exprime ainsi : « Traçons un cadre moins étroit que l'un et « l'autre système (l'organicisme et le vitalisme), capable de contenir « toutes les vérités, d'en rendre raison sans hypothèse. Par ce moyen, « nous créerons l'éclectisme, c'est-à-dire l'application de la méthode « à l'universalité des faits, c'est-à-dire la doctrine qui suppose l'exer- « cice de toutes nos facultés, qui sait allier le raisonnement à l'obser- « vation. » Cette définition est beaucoup trop vague : elle ne spécifie rien.

M. *Saucerotte* (de l'Éclectisme médical, tel qu'il peut être conçu à l'époque actuelle, Journal hebdomadaire, 1830, t. VI) a défini l'éclectisme : « La médecine d'observation appliquée à la clinique des « systèmes. » Ainsi que l'observe en note le rédacteur du Journal hebdomadaire, qui était, si je ne me trompe, M. *Bouillaud*, l'éclectisme ainsi défini n'a aucune valeur spéciale.

M. *J. Guérin* (Mémoire sur l'éclectisme en médecine, présenté à l'Académie de médecine en 1830) dit : « Le mot éclectisme exprime un « choix, et l'on est convenu d'entendre par ce mot le choix des vé- « rités d'observation contenues dans les systèmes. » Il y a autre chose, ce me semble, dans l'éclectisme, qu'un simple choix de vérités ; il y a de plus une systématisation. Il faut rattacher ces vérités à quelque chose ; il faudra, par exemple, savoir si on peut localiser toutes les maladies, parce qu'après la mort on trouve telle ou telle lésion, etc.

Avant toutes ces définitions, M. *Andral* avait dit (de la Valeur des théories en médecine, Journal hebdomadaire, 1re année, 1828, t. Ier) : « L'éclectisme n'est autre chose qu'une méthode philosophique qui a « pour but de faire ressortir la fraction de vérité infailliblement con- « tenue dans chaque théorie, afin d'en composer une doctrine qui « soit l'expression de l'ensemble systématique des connaissances « d'une époque. » Je m'arrêterai à cette dernière définition. Cependant, je dois dire qu'elle me semble encore laisser à désirer. Circonscrire l'éclectisme dans le cercle étroit d'une méthode, c'est ne pas lui laisser les coudées assez libres. L'éclectisme, à mes yeux, est plus qu'une méthode, c'est un système, c'est un assemblage de ces principes fondamentaux de la médecine, desquels, en employant l'expérimentation pour méthode, on cherche à faire découler des conséquences justes et irréfragables, en tenant un grand compte des travaux de ses devanciers, et en les jugeant avec cette impartialité que donne une position neutre. Voilà comment je comprends l'éclectisme.

Historique. L'éclectisme des anciens a donc pris naissance au milieu des disputes des dogmatistes et des empiriques. *Agatinus*, de Sparte, disciple d'*Athénée*, fut, dit-on, le premier chef de la nouvelle doctrine. Selon M. *Coutanceau* (Dictionnaire de médecine en 21 vol., t. VII, 1823), c'est *Archigène* qui introduisit le premier l'éclectisme en médecine. Cet *Archigène* était d'Apamée, ville de Syrie; il s'établit à Rome sous l'empire de *Domitien*. Il fut disciple d'*Agathinus*, lequel aurait alors appartenu à l'école pneumatique.

On compte parmi les médecins éclectiques *Arétée*, *Celse*, *Boerhaave* et *Frédéric Hoffmann*. Ce dernier a parfaitement exposé, dans le chapitre auquel j'ai emprunté le fragment que je place au commencement de ma thèse, ce que doit faire le médecin éclectique. Après avoir dit que le véritable médecin doit prendre tout ce qu'il y a de bon dans *Hippocrate*, *Asclépiades*, *Celse*, *Cœlius Aurelianus*, *Galien*, *Avicenne*, *Paracelse*, *Fernel*, *Montanus*, *Mercurialis*, *Prosper Alpin*, *Foës*, *Glauber*, *Sylvius Willis*, *Sydenham*, *Malpighi*, *Baglivi*, etc., il termine ainsi : «Expedit ad stabilienda fundamenta solidæ, veræ, et eclecticæ medicinæ, theoriam veram et realem cum praxi, veteres cum recentioribus, et methodum medendi simplicioribus et facilioribus, galenicam, cum validioribus et efficacioribus chymicorum præparatis, amicè conciliare atque conjungere, multasque singulares veritates ex singulis cum judicio haurire, posteà eas in ordinem et connexionem attentâ meditatione digerere, ut doctrina medica scientiæ demùm opus evadat.»

« Scholion. Ex veterum monumentis ea, quæ experientiæ, facti et observationis sunt, et quæ ad prognotin, prænotiones et ad victûs rationem pertinent, quàm maximè depromere debemus : ex recentioribus verò egregia anatomica, physica, chymica, mechanica inventa, ad perficiendum meliorem theoriam, quæ tutæ, solidæ et rationalis praxeos basis atque observationum clavis est, accipere oportet. » (Tom. I, prolegomena, pag. 22.)

L'éclectisme semblait oublié, du moins au milieu des discussions du jour il n'en était plus question, car dans la pratique il a dû constamment exister, lorsque le dix-neuvième siècle le vit renaître. Déjà M. *Double*, dans un rapport fait à l'Académie, avait signalé le progrès comme étant la conséquence nécessaire de l'éclectisme du siècle. Mais ce fut surtout M. *Andral* qui proclama l'éclectisme comme la meilleure des méthodes pour arriver à une juste appréciation des faits. (Journal hebdomadaire).

De violentes objections furent faites dès le principe à cette théorie. Dans son ouvrage sur l'Irritation et la Folie, M. *Broussais* s'efforce de détruire l'éclectisme tant en philosophie qu'en médecine. Il l'attaque de nouveau dans la préface des Annales de la médecine physiologique pour l'année 1829. En 1832, il revient encore à la charge dans son mémoire sur la Philosophie médicale, dont j'ai déjà parlé. J'avoue que je n'ai trouvé, dans ces différens ouvrages, aucune preuve bien convaincante de l'inutilité de l'éclectisme. Comme M. *Broussais* a résumé dans son mémoire de 1832 ses principaux reproches contre l'éclectisme, et que je me suis déjà efforcé de faire voir quelle impression ils avaient faits sur mon esprit, je crois qu'il serait inutile d'y revenir.

En 1815, M. *Virey* inséra dans le tome XI du Dictionnaire des Sciences médicales un article sur l'éclectisme, qu'il termine ainsi : « En général, l'inconvénient de l'éclectisme est de conduire au scepticisme, en montrant plus les défauts que les vérités de chaque « opinion ; d'autre part, de négliger les faits inexplicables de l'organisation vivante, pour ne s'attacher qu'à ses propriétés, à ses fonctions mécaniques ou chimiques, bien plus faciles à démontrer et à « concevoir. Cette même sévérité à n'admettre que ce qui est démon-

« trable, avec une entière certitude en chaque système, fait rejeter « mal à propos tout ce que l'esprit humain ne saurait comprendre ; « elle repousse aussi une grande quantité d'observations sur les mou- « vemens intérieurs du principe qui nous anime et sur la médecine « morale. On ne voit plus dans le corps qu'ue machine hydraulico- « mécanique, agissant comme un automate, au moyen de ressorts et « de rouages. On n'apporte plus d'autres idées auprès du lit d'un « maladeque celles d'un horloger qui veut raccommoder une montre. « Mais l'éclectisme serait infiniment utile, s'il joignait à l'étendue de « ses connaissances cette étude approfondie des phénomènes de la « vie et de la sensibilité. » Dussé-je être taxé de stupidité, j'avouerai que je n'ai rien compris à ces objections. Prétendre que la discussion des systèmes peut conduire au scepticisme, c'est proscrire à tout jamais le libre arbitre; c'est forcer à croire à la parole de tel ou tel sans examen préalable; c'est tuer la science. Reprocher à l'éclectisme de *négliger les faits inexplicables de l'organisation vivante*, c'est d'abord lui faire un reproche qu'il ne mérite pas, si on lui impute de rejeter comme impossible ce que l'état actuel de nos connaissances ne nous permet pas d'expliquer; mais si on entend par là que l'éclectisme se refuse à se lancer dans de graves discussions sur la nature essentielle des choses, c'est regretter le beau temps du vague de la médecine, du strictum et du laxum des méthodistes, du pneuma d'*Athénée*, du règne de l'astrologie, de l'alchimie, de la chiromancie, de la croyance aux maladie démoniaques, des *entia astrale, venenale, naturale, spirituale et deale* de *Paracelse*, etc., de tout ce qu'enfin le temps et les progrès de la science ont si définitivement détruit. Qu'est-ce donc que les *mouvemens intérieurs du principe qui nous anime?* A quoi bon invoquer ces mouvemens? de quelle utilité sont-ils pour le pathologiste? et s'il peut se contenter pour guérir de consulter l'organisme, pourquoi le forcer d'empiéter sur le domaine du métaphysicien? Admet-on dans le reste du règne organique les mouvemens intérieurs de ce principe merveilleux qui porte la vie? Pourquoi l'homme aurait-il seul la faculté de se spiritualiser ainsi, de manière à échapper et aux autres et à lui-même? En vérité, j'ai peine à comprendre que l'on cherche encore à introduire en médecine ce mysticisme si nuisible à la science. On peut certainement parler avec beaucoup d'esprit contre les médecins qui ne voient dans un organisme que des organes, mais je doute que ce soit avec raison. Lorsqu'un poumon est enflammé, que fait le médecin? Il cherche à détruire cette inflammation et à rétablir ainsi la liberté de la respiration. Lorsque l'économie tout entière est profondément affaiblie, le médecin cherche à la relever par des toniques, par quelques excitans, s'il le juge convenable: qu'on l'appelle ensuite un horloger, peu lui importe; toujours est-il qu'il est conséquent avec lui-même; que, médecin du corps, il s'inquiète avant tout du corps. Que dirait-on de lui, en effet, s'il raisonnait ainsi: Voici un malade; je suis médecin, et par conséquent censé capable de le guérir, ou du moins de le soulager; mais je pense différemment. Je laisserai faire. Le principe qui l'anime a seul fait tout le mal; ce principe, je n'ai pas prise sur lui, je n'ai rien autre chose à faire qu'à le laisser se mouvoir librement!

Parmi les autres adversaires de l'éclectisme, il faut compter en première ligne MM. *Roche* et *Rochoux*. Le premier avait, dans la préface de la première édition des Nouveaux élémens de Pathologie médico-chirurgicale, reproché à l'éclectisme de n'être qu'un indigeste chaos. Ce reproche serait fondé si la doctrine éclectique n'avait pour but que d'entasser pêle-mêle les opinions les plus opposées; mais cela n'est pas, et l'on reconnaît en éclectisme la nécessité de la systématisation. Du reste, cette préface, j'ignore par quel motif, ne se retrouve plus en tête de la deuxième et de la troisième édition du même ouvrage.

Dans une note lue à l'Académie, M. *Rochoux* a voulu démontrer que l'éclectisme n'existe pas, 1° comme méthode, car ce n'est autre chose que la méthode expérimentale; 2° comme système, attendu que lorsque la vérité s'est fait connaître, il n'est plus possible de ne pas l'admettre. La première partie de la note de M. *Rochoux* me paraît juste, et je ne vois pas, pour mon propre compte, comment l'éclectisme, méthode, peut se distinguer de la méthode expérimentale; mais si l'on érige l'éclectisme en système, je le trouve inattaquable. « Lorsque la vérité s'est fait connaître, il n'est plus possible de ne plus l'admettre, dit M. *Rochoux.* » Que cela doive être, d'accord; mais que cela soit, je ne pense pas qu'on puisse le soutenir. Et, en effet, combien de vérités, aujourd'hui admises pour telles, ont été rejetées avec vigueur par les médecins d'un autre temps! et, par opposition, combien de choses, qui pour eux étaient vraies, sont aujourd'hui bannies de la science! D'ailleurs, s'il m'est permis d'exposer ma manière de voir à ce sujet, il me semble qu'il y a en médecine deux choses bien différentes, à savoir : 1° les principes fondamentaux, immuables, toujours vrais : ceux-là tiennent à l'organisation de l'homme; 2° les principes variables, une sorte de compte-courant, qu'on me passe l'expression, sur lequel chaque époque laisse son empreinte; et je comprends parfaitement que ce qui fut vérité hier devienne mensonge aujourd'hui : c'est parce que les conditions ne sont plus les mêmes. Ne voit-on pas tous les jours des exemples de l'influence des variétés des saisons sur tous les êtres organisés? pourquoi l'homme échapperait-il seul à cette influence? et si pour la combattre on a recours chaque année à des moyens nouveaux, en rejetant les anciens ou en faisant revivre parmi eux ceux que l'on croit pouvoir s'adapter au besoin présent, pourquoi n'en serait-il pas de même pour l'homme?

Enfin, M. *Rochoux* voudrait qu'on lui montrât la seule vérité que l'éclectisme ait introduite dans la médecine. Je veux bien admettre pour un moment que l'éclectisme n'ait rien produit de neuf; cela prouverait-il que c'est un système nul? Je ne crois pas que cette conclusion soit juste : il y a eu de tout temps, en médecine comme dans les autres sciences, des génies créateurs et d'autres hommes qui s'imposent le rôle de coordonner les idées de leurs devanciers et de leurs contemporains, en ajoutant, lorsqu'ils le peuvent, quelques parcelles de vérités à la masse commune. « Il n'est pas toujours facile, dit « M. *Coutanceau,* de se tenir à une égale distance de l'empirisme

« aveugle et des écarts du dogmatisme. Il y a en ceci une juste mesure « fort difficile à saisir : elle est rarement l'attribut du génie, il dédai« gne ces modestes et utiles travaux ; mais tel pourrait être le but « des efforts d'une raison impartiale et éclairée. » *(Loc. cit.)*

« J'ai commencé par être éclectique, nous disait M. *Bouillaud*, en ou« vrant sa clinique de 1835 ; mais je n'ai jamais regardé l'éclectisme que « comme un temps d'arrêt, une doctrine provisoire, incapable par elle« même de produire quoi que ce soit; car lorsque la vérité est trouvée, « tout le monde doit se ranger de son côté. » Je me demandais à cette époque, et je me demande encore si toutes les questions qui s'agitent en médecine sont résolues d'une manière tellement positive qu'il soit impossible d'élever des contestations; et, je l'avoue, je me réponds par la négative. Ainsi, M. *Bouillaud* pense que dans tout rhumatisme articulaire aigu accompagné de fièvre ce symptôme est dû, non pas à l'altération rhumatismale, mais à une endocardite. Voilà une vérité pour M. *Bouillaud ;* mais tous les praticiens n'ont pas la même opinion ; c'est donc pour eux au moins une question irrésolue. M. *Bouillaud* pense qu'on peut fort bien expliquer les symptômes de la fièvre typhoïde, en admettant que c'est une simple variété d'entérite. D'autres praticiens, dont l'opinion doit certainement être mise en ligne de compte, pensent au contraire que l'entérite n'est qu'un des élémens de la maladie, et ils appuient leur manière de voir sur des faits, etc., etc. La vérité n'existe donc point évidente dans tous les points de la science ; il y a donc encore beaucoup de questions irrésolues, et, partant, il est nécessaire dans les questions de ce genre de rester dans le doute, d'agir également selon les deux opinions, et, dans le cours de la maladie que l'on traite, de poursuivre avec activité le mode de traitement qui paraît le plus convenable dans le cas présent : c'est là, si je ne me trompe, faire de l'éclectisme.

Je viens de passer en revue, sinon tous, au moins les principaux adversaires de l'éclectisme médical; j'ai en même temps nommé ses principaux partisans, MM. *Double, Andral, Ribes, Saucerotte, J. Guérin.* Ce dernier, qui a fondé un journal (la *Gazette médicale*) spécialement destiné à la défense et à la propagation de l'éclectisme, présenta en 1830 à l'Académie de médecine un excellent mémoire qui donna lieu à la lecture d'un rapport dans lequel M. *Double* développa avec une haute philosophie les opinions des commissaires nommés par l'Académie. Il est surtout un passage de ce rapport que j'ai lu et relu bien des fois, et je ne crois pas pouvoir mieux terminer cette partie de ma thèse qu'en le citant dans son entier.

« Non, certes, l'exercice de la médecine n'est point facile, nous le « disons à dessein, dans l'intérêt des jeunes médecins qui assistent « bénévolement à nos séances; non, cette science ne consiste pas « exclusivement dans une aride dichotomie, dont l'un des élémens, « à peine réalisable, ne s'offrirait presque jamais aux applications cli- « niques; sa nature, par malheur, ne se montre pas aussi nettement « au lit des malades; elle ne se contente pas de fourcher ainsi, grâce « soit à l'expression, dans la génération et le développement des ma- « ladies, et à l'époque actuelle des connaissances; à l'âge où est au- « jourd'hui l'esprit humain, on peut bien l'éclaircir, mais on ne peut « pas le soumettre : pour lui l'indépendance est un droit, l'examen « un devoir, et la critique un besoin.

« L'éclectisme, qui réunit et réalise toutes ces conditions, ne con- « stitue ni un système particulier, ni une méthode nouvelle. Ce n'est « pas à tel ou tel autre médecin qu'il appartient, mais bien à la rai- « son humaine elle-même, dont quelques hommes, esprits sérieux et « forts, se sont rendus tour à tour les fidèles interprètes.

« Ainsi vaut l'éclectisme, adversaire d'autant plus redoutable, et « d'autant plus redouté des systèmes, qu'il les conçoit tous sans en « adopter aucun; et que, profitant également de leurs erreurs et de « leurs vérités, il les combat les uns par les autres avec leurs pro- « pres armes, et les domine les uns et les autres avec leurs propres « forces.

« L'éclectisme est une méthode de haute intelligence, essentielle- « ment vivifiante, qui révèle la doctrine et ne la prescrit point. C'est « au plus haut degré une méthode de recherche, d'examen, de cri-

« tique tout à la fois, méthode éminemment progressive, toute de « raison profonde et de franc arbitre. Elle répond à une nécessité des « temps actuels de la science ; de même qu'elle a été déjà, à plu- « sieurs reprises, une conséquence explicite de circonstances scien- « tifiques à peu près semblables. »

Quelques principes. Ce n'est pas assez d'avoir cherché à démontrer l'opportunité, la nécessité même de l'éclectisme; il faut encore formuler ses principes. Or, les principes généraux que fournit l'éclectisme découlent de sa nature même, et il est impossible de traiter de cette doctrine sans les aborder. J'en ai cité plusieurs dans le cours de ma thèse.

Dans ce qui va suivre, je vais tâcher d'examiner quelques-unes des questions qui se débattent actuellement dans la science. J'ai dû agir en cela avec une grande réserve, car je me place dans une position des plus délicates; cependant j'ai pensé qu'il était nécessaire d'avoir une opinion, et partant, de la dire. Je ne puis pas adopter la manière ds voir de tout le monde; il faut que je raisonne les opinions, et que je base mon jugement sur l'une ou sur l'autre. Peut-être me trouvera-t-on un peu maigre d'expérience pour oser me prononcer dans ces graves débats; cependant si l'on veut me donner l'autorisation de voir des malades, il faut bien que je les soigne. Toutes ces considérations m'enhardissent à parler.

Dans l'étude des causes des maladies, on ne doit voir, ce me semble, que ce qu'il y a de positif, bannir ou n'admettre que pour ce qu'elles valent les explications que nos sens ne touchent pas, ou celles qu'une rigoureuse induction ne saurait pas déduire des faits que nos sens nous font connaître. Or, il y a dans l'étiologie des maladies beaucoup de choses obscures, et qui changent avec le temps et les systèmes. Prenons des exemples.

Un individu est soumis à une brusque variation de température, et il est pris d'une inflammation quelconque, une pneumonie, par exemple; dans ce cas, où est la cause de la pneumonie ? On la trouve nécessairement dans la variation de température. Mais pourquoi cette cause a-t-elle produit une pneumonie plutôt qu'une gastro-entérite, plutôt qu'une névralgie, etc.? Certes, personne ne pourrait en donner le pourquoi d'une manière positive. Cependant, comme on est convenu de dire qu'il n'y a pas d'effet sans cause, et que l'on a remarqué plusieurs fois que la même cause, venant à agir sur deux individus, pouvait donner lieu à des affections différentes, on en a conclu tout naturellement que ce résultat tenait à une prédisposition différente, à ce que l'on a nommé une idiosyncrasie. Là a dû s'arrêter l'investigation, car elle vient d'entrer dans le domaine des hypothèses.

Dans le cas que j'ai choisi pour exemple, la prédisposition sera toute accidentelle ; elle sera du moment, si je puis ainsi dire. Or, il peut arriver que, loin de se développer d'une manière instantanée, elle persiste, elle soit inhérente à une constitution donnée; alors il arrivera que les altérations les plus diverses seront susceptibles de revêtir les mêmes formes. Un scrophuleux sera incessamment sous l'influence de la prédisposition générale qui le domine; un individu appartenant à une famille où les affections cancéreuses sont communes aura à redouter un cancer à propos d'une maladie qui, dans d'autres circonstances, eût suivi une marche simple. Cela me conduit tout naturellement à une question fort en litige, et que je vais tâcher de traiter.

Un individu a des rapports avec une femme atteinte de maladie vénérienne: il contracte cette affection ; aussitôt on recherche comment il se fait que cet homme est malade. La cause occasionelle de la maladie est le rapport sexuel ; mais ce rapport n'explique pas tout. Non, sans doute, dira l'un ; mais dans ce rapport le malade s'est inoculé le virus vénérien, et c'est par ce virus qu'il est malade. Mais non, dira l'autre, il n'y a là qu'une simple irritation, car *toutes les maladies vénériennes sont les résultats de l'irritation.* (*Desruelles*, Traité pratique des maladies vénériennes, p. 212.) Pour le moment, de ces deux explications, l'une vaut l'autre; car dans le traitement les deux antagonistes se comportent de la même manière, ils combattent les symptômes de réaction qui se présentent à eux; mais il y a pour l'un d'eux, celui qui regarde la maladie comme étant de nature virulente, quelque chose à faire pour se prémunir contre l'avenir, et c'est pour remplir cette indication qu'il donne les mercuriaux. L'autre, au contraire, ne voit rien en dehors du présent : c'est donc dans l'avenir qu'il faut voir lequel des deux a tort ou raison : or, cet avenir qu'apprend-il?

Dix ou vingt ans après cette première maladie, plus ou moins, le même individu peut éprouver un certain groupe de symptômes vénériens consécutifs. Alors les deux opinions reparaissent sur la scène, l'une, soutenant que ces symptômes sont dus au virus; l'autre, qu'ils sont produits par une irritation sympathique, Ici, je le déclare tout d'abord, je me range du côté de celui qui admet le virus, et je vais dire pourquoi.

On entend par virus une altération spéciale de l'organisme en vertu de laquelle des symptômes, toujours les mêmes, seront produits. Or, voyons : en admettant que les symptômes vénériens consécutifs sont le résultat d'une irritation, a-t-on donné du fait une explication qui satisfasse l'esprit? Non, car l'irritation n'est qu'un effet; pour qu'elle existe, il faut une cause; cette cause, quelle est-elle? Voilà toute la question. Est-elle une sympathie? Mais qu'est-ce qu'une sympathie qui se manifeste dix, quinze, vingt ans après la maladie primitive? Comme tout dans l'organisme tend à un même but, on conçoit parfaitement qu'il y ait entre les parties constituantes de ce tout des rapports tels, que l'état de l'une d'elles influe sur l'état d'une autre. Ces rapports, on est convenu de leur donner le nom générique de sympathies. Or, ces sympathies n'entrent en action qu'au moment où un organe est malade, ou fort peu de temps après que cet organe a cessé d'être malade : ainsi, pour prendre un exemple, il existe chez un individu donné une encéphalite; chez ce même individu apparaît une gastro-entérite; cette seconde inflammation n'est pas le symptôme nécessaire de l'encéphalite, car elle peut manquer bien que l'encéphalite existe. On pourra dire que dans ce cas elle s'est développée par sympathie. Maintenant supposons qu'elle ne se développe pas actuellement, mais seulement vingt ans plus tard que l'encéphalite:

ira-t-on chercher des rapports entre ces deux maladies? dira-t-on que s'il n'y avait pas eu, il y a vingt ans, une encéphalite, la gastro-entérite actuelle aurait bien pu ne pas prendre naissance? La chose ne sera même pas mise en question. Or, pour venir à notre point de départ, qu'au moment où un chancre primitif existe à la verge, il se forme un bubon à l'aine, et qu'on dise que les ganglions lymphatiques de l'aine ont été irrités sympathiquement : cela peut être admis. Mais pourquoi existerait-il une sympathie d'irritation entre une syphilide qui existe maintenant, et un chancre qui s'est montré il y a vingt ans, plutôt qu'entre une gastro-entérite actuelle et une encéphalite qui a existé il y a vingt ans? Le pourquoi ici échappe à l'irritation, et se trouve dans le virus. Maintenant que ce virus, tel que nous l'entendons ici, soit un fait qu'on puisse toucher et voir, c'est ce que je ne prétends pas; mais je soutiens que, comme hypothèse, il satisfait plus l'esprit que l'irritation, et qu'il se rapproche plus des faits. Voyons plutôt.

Nous admettons donc qu'un individu affecté d'une maladie vénérienne se trouve placé sous l'influence d'un virus, c'est-à-dire d'une altération spéciale de l'organisme. Mais, dira-t-on, cette influence une fois développée existe-t-elle toujours chez cet individu ? Je répondrai que cette influence me semble devoir exister toujours, toutes les fois qu'elle n'a pas épuisé son action par la production des symptômes primitifs, ou qu'elle n'a pas été combattue d'une manière efficace. Alors comment expliquer la période de santé qui a séparé les symptômes primitifs des symptômes consécutifs ? Il me semble qu'on peut s'en rendre raison de la manière suivante : le virus, une fois introduit dans l'économie, détermine certains désordres, et puis il prend droit de domicile, il se fait en quelque sorte au jeu des organes, et ceux-ci s'habituent à sa présence. Mais il arrivera un moment où l'organisme ne se trouvant plus dans les mêmes conditions, soit parce que son action a baissé dans certains points, soit parce que, considérée dans son ensemble, elle n'est pas la même, soit pour toute utre cause, cette espèce d'accord qui s'était formé entre l'altération et l'état normal n'existe plus, et alors la maladie reparaît. Mais, dira-t-on, tout cela est hypothèse. D'accord. Cependant ne se passe-t-il donc jamais quelque chose de semblable dans l'économie? Est-il plus étonnant d'admettre qu'une altération latente, si je puis m'exprimer ainsi, dont la nature nous échappe, puisse, après un long temps de repos, manifester sa présence par des symptômes toujours identiques, que de voir un corps étranger matériel, dont nos sens nous font connaître la nature, rester inoffensif dans l'économie pendant des années entières, et puis, au bout de ce temps, déterminer des accidens que son expulsion fait cesser?

Pour résumer en deux mots la question dont je viens de m'occuper, je dirai que si je n'admets pas l'irritation comme cause de la maladie vénérienne, c'est qu'il me semble que ce mot emporte avec lui l'idée de la connaissance de la nature de la maladie. Or, a-t-on la certitude que la syphilis soit vraiment de la même nature que les autres affections irritatives? Je ne le pense pas, et en cela je me sens fort de l'appui des opinions les plus respectables.

Il y a donc ici, comme pour la pneumonie, plus d'inconnu que de connu dans la cause déterminante. Je crois qu'il en est de même des causes des maladies envisagées d'une manière générale, et que c'est à l'obscurité de l'étiologie qu'est dû le peu de progrès de la thérapeutique. L'impression du froid ou du chaud, les excès de tous genres, la répercussion des exanthèmes, du rhumatisme, de la goutte, etc., etc., cela ne suffit pas; il faudrait passer de ces généralités à des détails, il faudrait disséquer ces causes, et voir quelle influence elles ont sur l'économie, suivant les tempéramens, les idiosyncrasies, les professions, les climats, les saisons, les âges et les constitutions médicales. Plaise à Dieu qu'un sage éclectisme soulève enfin le voile qui nous cache encore la solution de ces importantes questions!

Si l'étiologie est encore aussi peu avancée, on n'en peut pas dire autant de la symptomatologie; où se trouve la raison de cette différence? cette raison est facile à donner. En effet, la cause essentielle des maladies, étant liée à l'organisation, échappe à l'investigation de nos sens ; les symptômes, au contraire, se déroulent sous nos yeux, nous pouvons les suivre pas à pas, en noter à chaque instant la marche : aussi le praticien habitué à voir des malades peut-il, dans le plus grand nombre des cas, indiquer avec certitude quelle lésion morbide correspond à tel ordre de symptômes. Comment a-t-il pu parvenir à cette précision ? Est-ce par la connaissance de la nature des maladies ? Mais cette connaissance lui échappe : l'expérience, l'expérience seule, a pu lui imprimer une conviction pathologique ; et ce n'est pas la sienne isolée de toute autre ; il lui a fallu comparer ce qu'il a vu avec ce que d'autres avaient vu avant lui ; il lui a fallu rechercher en quoi il se trouvait en désaccord avec ses devanciers, et si le résultat de ses observations était plus ou moins satisfaisant que celui des autres : c'est par là que la médecine acquiert un degré de certitude qu'on chercherait vainement à lui ravir ; c'est par là qu'elle satisfait l'esprit le plus rigoureux, parce qu'elle lui présente une masse de faits qu'un scrupuleux examen a triés au milieu de tous ceux que l'observation des siècles a fourni.

Cela veut-il dire que toujours le médecin puisse établir d'une manière positive un diagnostic certain qui lui permette d'aller directement à son but ? Tous les observateurs s'accordent à reconnaître qu'il n'en est pas ainsi, qu'il se rencontre des cas en assez grand nombre dans lesquels le doute est non-seulement permis, mais est même nécessaire. Je prends pour exemple le cas suivant : Un individu accuse dans une articulation, celle du poignet, par exemple, une douleur violente qui lui interdit toute espèce de mouvement ; l'articulation examinée, on constate qu'il y a de la rougeur et de la chaleur à la peau, du gonflement dans l'articulation ; le pouls est ou n'est pas accéléré. Cet état dure quelques jours, et puis une autre articulation présente les mêmes phénomènes. Je le demande, le médecin doit-il dans ce cas ne voir qu'une maladie locale, ou bien une maladie générale ? Pour mon propre compte, j'avoue que, si pareil malade se confiait à mes soins, je ne chercherais pas à résoudre la question ;

je combattrais les symptômes locaux par des moyens appropriés, et je chercherais en même temps à agir sur l'économie tout entière. Je me conduirais de la sorte, parce que l'expérience de plusieurs siècles est là pour attester que cette conduite est sage; et que dans les tentatives récentes, faites dans un autre but, il n'y a pas encore les élémens d'une conviction.

Ce n'est pas assez pour le médecin de surveiller son malade pendant la vie : lorsque la guérison ne couronne pas ses efforts, il a d'autres devoirs à remplir, et l'ouverture du corps va devenir pour lui une nouvelle source d'instruction. On a dit, depuis long-temps, que l'anatomie pathologique tendait à imprimer à la médecine ce cachet de positivisme qui devait la classer à tout jamais, et aux yeux de tous, parmi les sciences exactes. Comment l'anatomie pathologique atteindra-t-elle ce but? est-ce en donnant le pourquoi de la maladie? ou bien est-ce en complétant son étude sans en donner l'explication?

C'est pour moi un principe établi, que l'anatomie pathologique n'explique pas la maladie. Que montre, en effet, l'anatomie pathologique? que dans tel poumon il existe des tubercules; dans tel autre, une hépatisation rouge; dans tel autre, une hépatisation grise; que tel estomac est enflammé, tel autre cancéreux, etc., etc. Mais n'est-il pas incontestable que, pour la production de chacune de ces lésions, il a fallu un travail organique morbide, travail qui doit être aussi multiple dans ses genres que les lésions elles-mêmes? Or, l'anatomie pathologique ne révèle rien sur la nature de ce travail.

Mais, en revanche, elle complète la connaissance descriptive d'une maladie; elle apprend au médecin d'une manière positive que, quand un certain groupe de symptômes se présentera à son observation, et que ces symptômes s'enchaîneront de telle ou telle façon, il devra les rapporter à tel ou tel organe; elle lui inspire de la confiance dans son art, car c'est déjà un grand pas de fait que de savoir, lorsque l'organisme souffre, à quel organe il faut rapporter ses souffrances. Alors il restera à voir, par sa propre expérience et par celle des autres, quels sont les moyens qui conviennent au cas qui se présente. C'est là toute la thérapeutique, laquelle, ne pouvant pas prendre pour son point de départ la nature des maladies, devra de toute nécessité s'en rapporter aux leçons de l'expérience, les discuter, les approfondir et se les approprier.

En résumé donc, causes, symptômes, thérapeutique, tout doit avoir passé par le creuset de l'expérience avant de venir se poser dans la science. Or, l'expérience est une méthode; un observateur n'est point pour cela un médecin; le vulgaire voit les choses, et il n'en profite pas. Pourquoi? c'est parce qu'il faut faire fructifier cette observation; il faut qu'une main habile prenne les faits qu'elle lui fournit pour les classer convenablement, et, pour arriver à ce but, il faut l'éclectisme.

PROPOSITIONS DE CHIRURGIE.

I.

Dans le traitement des phlegmons, la compression, qu'on a préconisée dans ces derniers temps, est un moyen dangereux, susceptible, ainsi que j'en ai acquis plusieurs fois la preuve, de déterminer la suppuration et même la gangrène des parties (*Bégin*).

II.

Je n'ai point vu de fait qui pût confirmer ou infirmer cette proposition; le raisonnement seul m'engage à l'admettre sous l'autorité du nom que je cite. La compression par les bandelettes agglutinatives, appliquée au traitement des ulcères, me semble, au contraire, un excellent moyen thérapeutique; cependant, avant de l'employer, il est convenable de combattre l'inflammation qui peut régner au pourtour de l'ulcération.

III.

Je crois aussi à la possibilité de résoudre par la compression des engorgemens squirrheux, toutes les fois qu'il n'y a pas de traces d'inflammation.

IV.

Lorsqu'une plaie de tête se présente avec les symptômes qui ont été attribués à la compression, faut-il trépaner? Il me semble que les faits cités par M. *Gama*, dans son ouvrage sur les plaies de tête, et ceux observés par M. *Malgaigne* à l'hôpital Saint-Louis, et rapportés dans la Gazette médicale du 23 janvier 1836, prouvent que l'on doit se dispenser de trépaner, d'autant plus que les partisans du trépan ne voient dans ce moyen qu'une ressource extrême, qui, de leur aveu, offre peu de chances favorables aux malades. Il est ensuite fort difficile de reconnaître le point où siége l'épanchement; il vaut donc mieux combattre l'encéphalite qui peut déterminer les accidens que l'on observe, et pour cela avoir recours aux sangsues en permanence derrière les oreilles.

V.

Dans l'état actuel de la science, la cure radicale des hernies est-elle possible? Plusieurs moyens ont été tour à tour employés, et sans succès. Dans ces derniers temps, M. *Gerdy* a tenté un nouveau procédé, qui consiste à réduire la hernie, et à repousser au devant d'elle une sorte de doigt de gant constitué par la peau, destiné à former bouchon, et que l'on maintient en place au moyen de la suture enchevillée. Cela fait, on cherche à déterminer l'union des deux surfaces de peau qui ont été mises en contact, en promenant rapidement, dans tout le pourtour du doigt de gant, une boulette de charpie imbibée d'ammoniaque.

Je n'ai eu qu'une seule fois occasion de voir exécuter ce procédé : c'était sur le docteur *Linger*, du grand duché de Luxembourg. Il fut opéré par M. *Gerdy*, au mois de juillet dernier, en présence de deux médecins anglais, de M. *Stirling*, médecin allemand, de M. *Hubert*, médecin belge, et de moi. Il était affecté d'une hernie inguinale épiploïque gauche. L'opération fut très-douloureuse ; le malade eut pendant deux ou trois jours une fièvre assez forte ; il garda le lit pendant plus de trois semaines. Au bout de ce temps, voulant se lever, il appliqua sur le côté malade un spica de laine, afin de soutenir la cicatrice récente ; mais nonobstant ce bandage, la hernie se reproduisit le jour même.

Il serait peu logique, sans doute, de tirer une conclusion générale d'un seul fait ; cependant je ne puis m'empêcher de dire que ce fait me prévient fortement contre l'opération.

VI

Dans le traitement des ophthalmies blennorrhagiques, lorsque tous les moyens ont échoué, il ne reste plus d'autre ressource que de faire l'ablation de la conjonctive, et de tarir ainsi la source de la maladie.

VII.

L'amputation du col de l'utérus ne me semble pas devoir être pratiquée, soit qu'on ait reconnu une affection cancéreuse, soit qu'il y ait doute sur la nature de l'affection. Dans le premier cas, il est démontré aujourd'hui qu'il existe bien peu de chances de réussite ; dans le second, il y aurait imprudence à agir.

VIII.

Dans un cas de fracture, lorsque le chirurgien n'est appelé pour opérer la réduction que quelques jours après l'accident, et alors qu'une inflammation vive entoure la fracture, il convient de réduire et d'enlever ainsi la cause de l'inflammation (*Sanson*).

IX.

Une fracture du col du fémur doit être traitée, sans application de bandages, par la position du membre sur un double plan incliné, d'après la méthode de *Dupuytren*.

X.

Lorsque la terminaison d'un accouchement ne se fait pas faute de contractions utérines, l'emploi du seigle ergoté n'est indiqué que dans les cas où l'absence des contractions est supposée due à l'atonie de l'utérus.

XI.

Lorsque, pendant le cours de la gestation, on constate chez une femme un vice de conformation du bassin, et surtout lorsque, par un accouchement antérieur, on a acquis la preuve des dangers du travail, le fœtus venant à terme, on peut, on doit même, et dans l'intérêt de la mère et dans celui de l'enfant, provoquer l'accouchement du septième au huitième mois de la grossesse.

FIN.

www.ingramcontent.com/pod-product-compliance
Lightning Source LLC
LaVergne TN
LVHW012021160826
845678LV00002B/955